AF481692

The collection

I Am Ready ….., is a multilingual collection of educational books that target all children ages, to motivate and help them organize and plan for new experiences. This series come under different titles and themes to accommodate different occasions and events in a child's life, and to encourage taking good decisions and leading a healthy lifestyle. Moreover, *I Am Ready*, is aimed at a diverse society in which children can benefit from learning new languages, skills, and behaviors.

The Book

I Am Ready To Eat, is an illustrated book that teaches children the importance of healthy nutrition to achieve their goals while enjoying family time and a healthy meal.

The Author

Warda Atroun, is an educator, author, family advocate, and healthy living coach with the aspiration to help children and their families everywhere to lead a healthy, prosperous, and productive life.

La collection

Je suis prêt(e)....., est une collection multilingue de livres éducatifs qui ciblent tous les âges des enfants, pour les motiver et les aider à organiser et planifier de nouvelles expériences. Cette série se décline sous différents titres et thèmes pour tenir compte des différentes occasions et événements de la vie d'un enfant, et pour encourager la prise de bonnes décisions et l'adoption d'un mode de vie sain. De plus, Je Suis Prêt(e)..... est destiné à une société diversifiée dans laquelle les enfants peuvent bénéficier de l'apprentissage de nouvelles langues, compétences et comportements.

Le livre

Le Livre Je Suis Prêt(e) À Manger, est un livre illustré qui enseigne aux enfants l'importance d'une alimentation saine pour atteindre leurs objectifs tout en profitant du temps passé en famille et d'un repas sain.

L'auteure

Warda Atroun, est éducatrice, auteure, défenseure de la famille et coach de vie saine avec l'aspiration d'aider les enfants et leurs familles partout dans le monde à mener une vie saine, prospère et productive.

BEFORE EATING	I WASH MY HANDS WITH SOAP	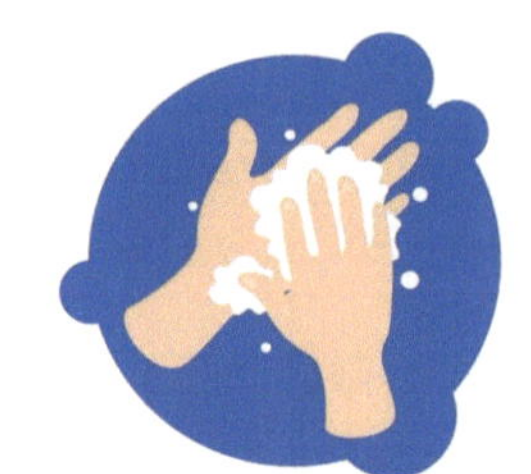
	I WEAR MY BIB	
	I PUT MY UTENSILS AND CUP ON MY PLACEMAT	
DURING EATING	I GIVE THANKS TO WHO SERVED MY MEAL	
	I MAKE SURE MY MEAL ISN'T TOO HOT	
	I ENJOY MY BALANCED MEAL	
AFTER EATING	I WIPE MY MOUTH AND FACE	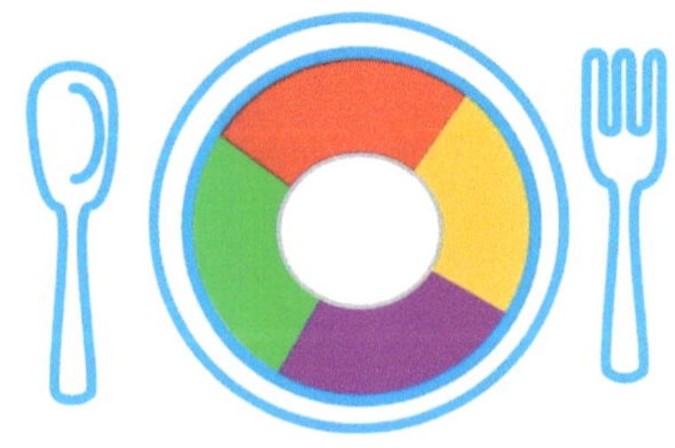
	I CLEAN UP AFTER MYSELF AND WASH MY HANDS	

AVANT DE MANGER	JE ME SUIS LAVÉ LES MAINS AVEC DU SAVON
	J'AI MIS MA BAVETTE
	J'AI PRÉPARÉ MON COUVERT ET MA TASSE SUR MON NAPPERON.
PENDANT LE REPAS	JE REMERCIE CELUI QUI A SERVI MON REPAS
	JE VEUX QUE MON REPAS NE SOIT PAS TROP CHAUD
	JE PROFITE DE MON REPAS ÉQUILIBRÉ
APRÈS AVOIR MANGÉ	J'ESSUIE MA BOUCHE ET MON VISAGE
	JE ME NETTOIE PROPREMENT ET JE ME LAVE LES MAINS

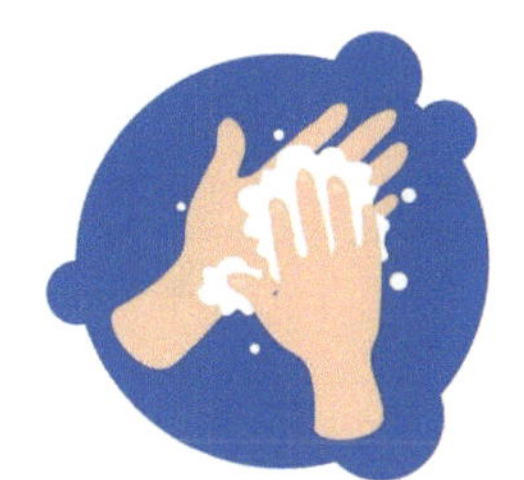
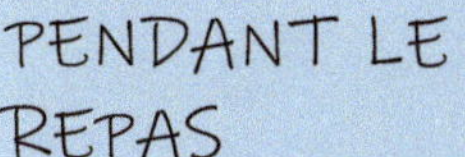

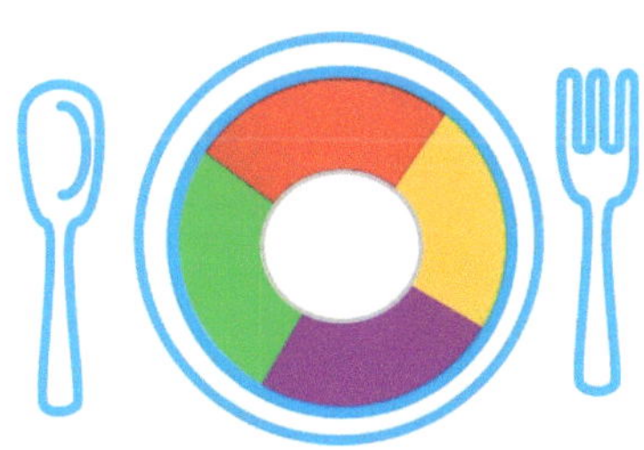

I AM READY TO EAT BANANAS.

NOW I CAN WIN A WRESTLING CONTEST.

JE SUIS PRÊTE À MANGER DES BANANES.

JE PEUX MAINTENANT GAGNER UN COMBAT DE LUTTE AVEC MES BRAS.

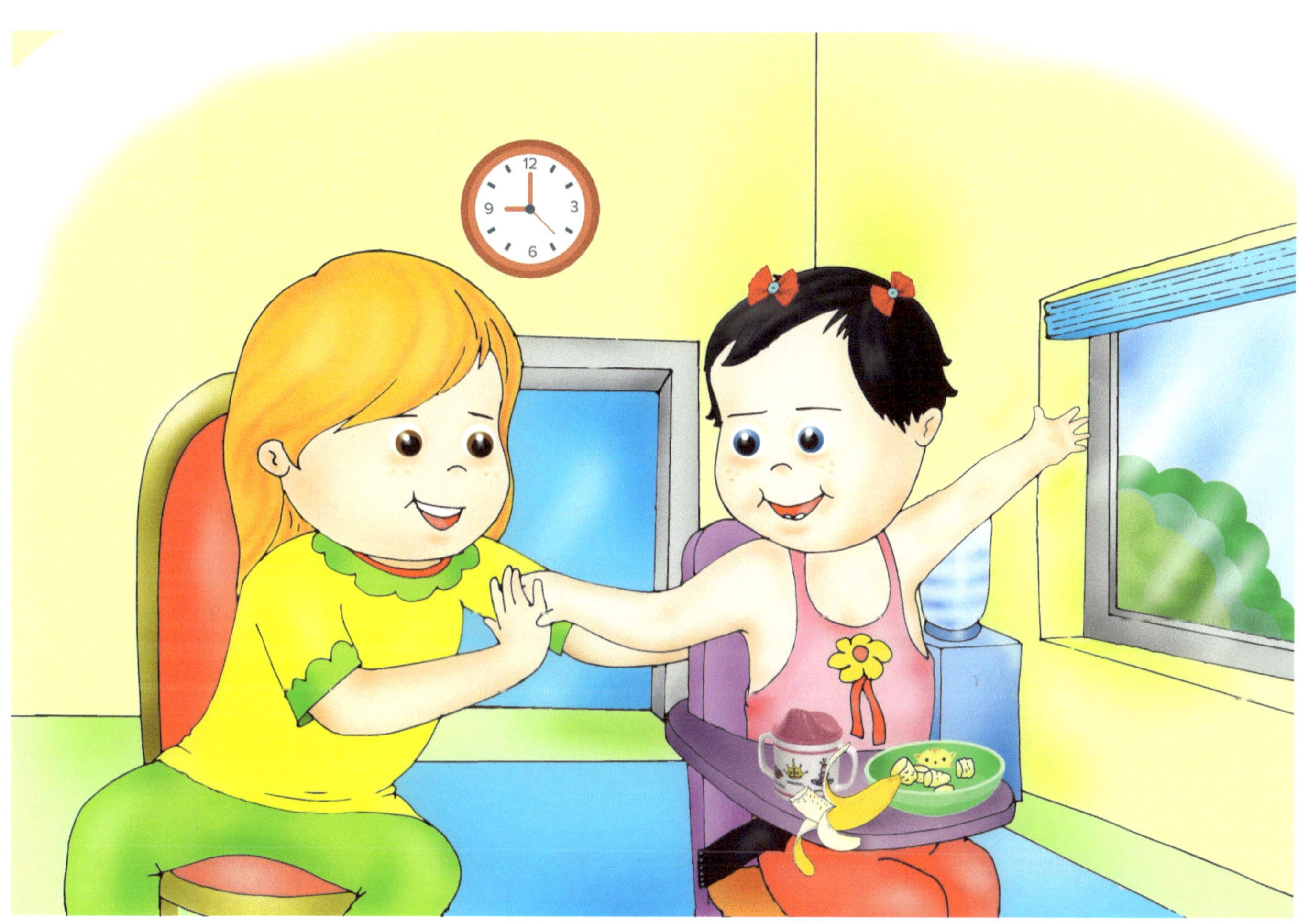

I AM READY TO EAT RICE PUDDING.

NOW I CAN WAVE BYE BYE.

JE SUIS PRÊT À MANGER DE LA BOUILLIE DE RIZ.

JE PEUX MAINTENANT DIRE AU REVOIR.

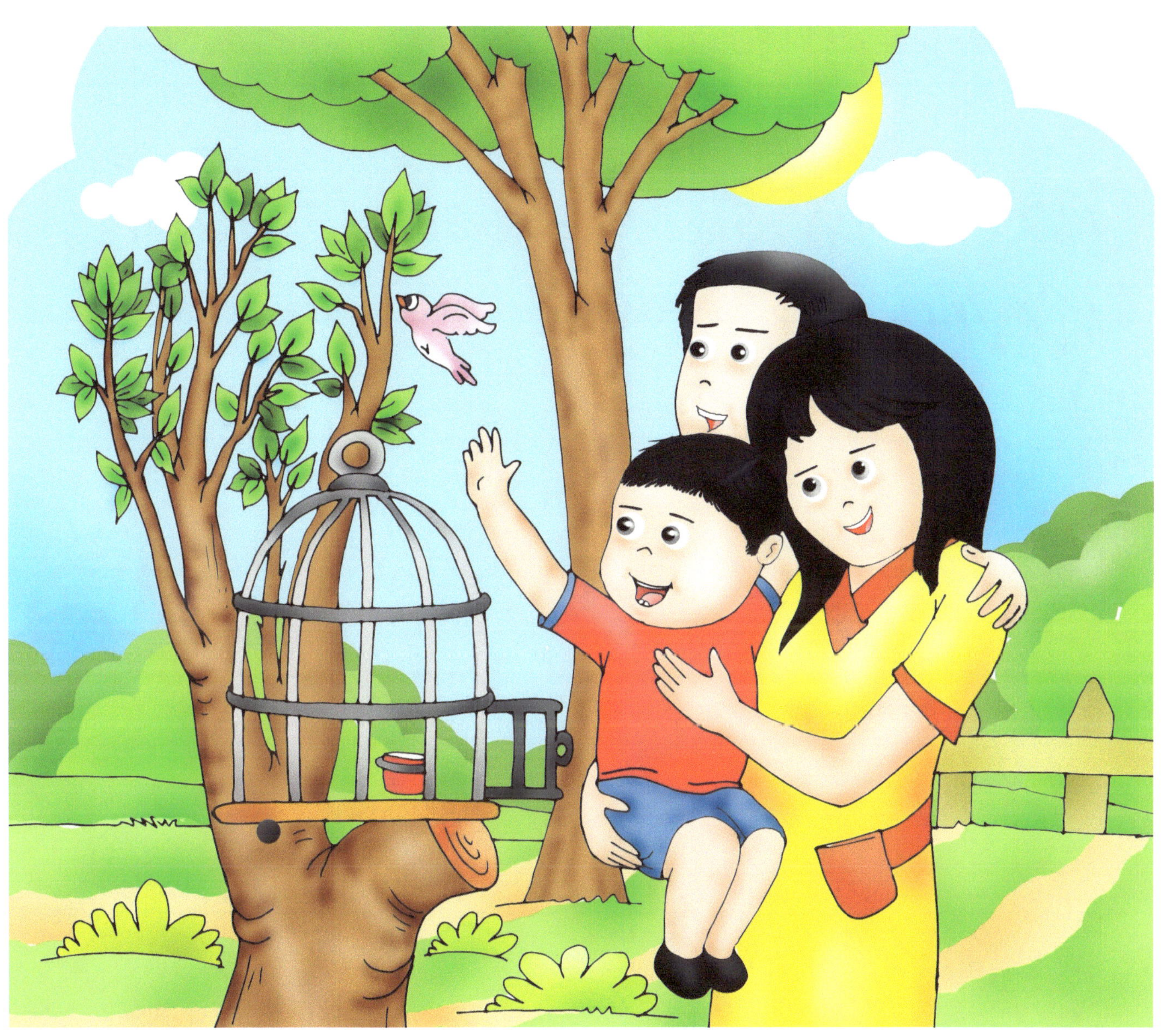

I AM READY TO EAT APPLESAUCE.

NOW I CAN SLIDE EYEGLASSES OFF MY MOMMY'S NOSE.

JE SUIS PRÊT À MANGER DE LA COMPOTE DE POMMES.

JE PEUX MAINTENANT FAIRE GLISSER LES LUNETTES SUR LE NEZ DE MA MÈRE.

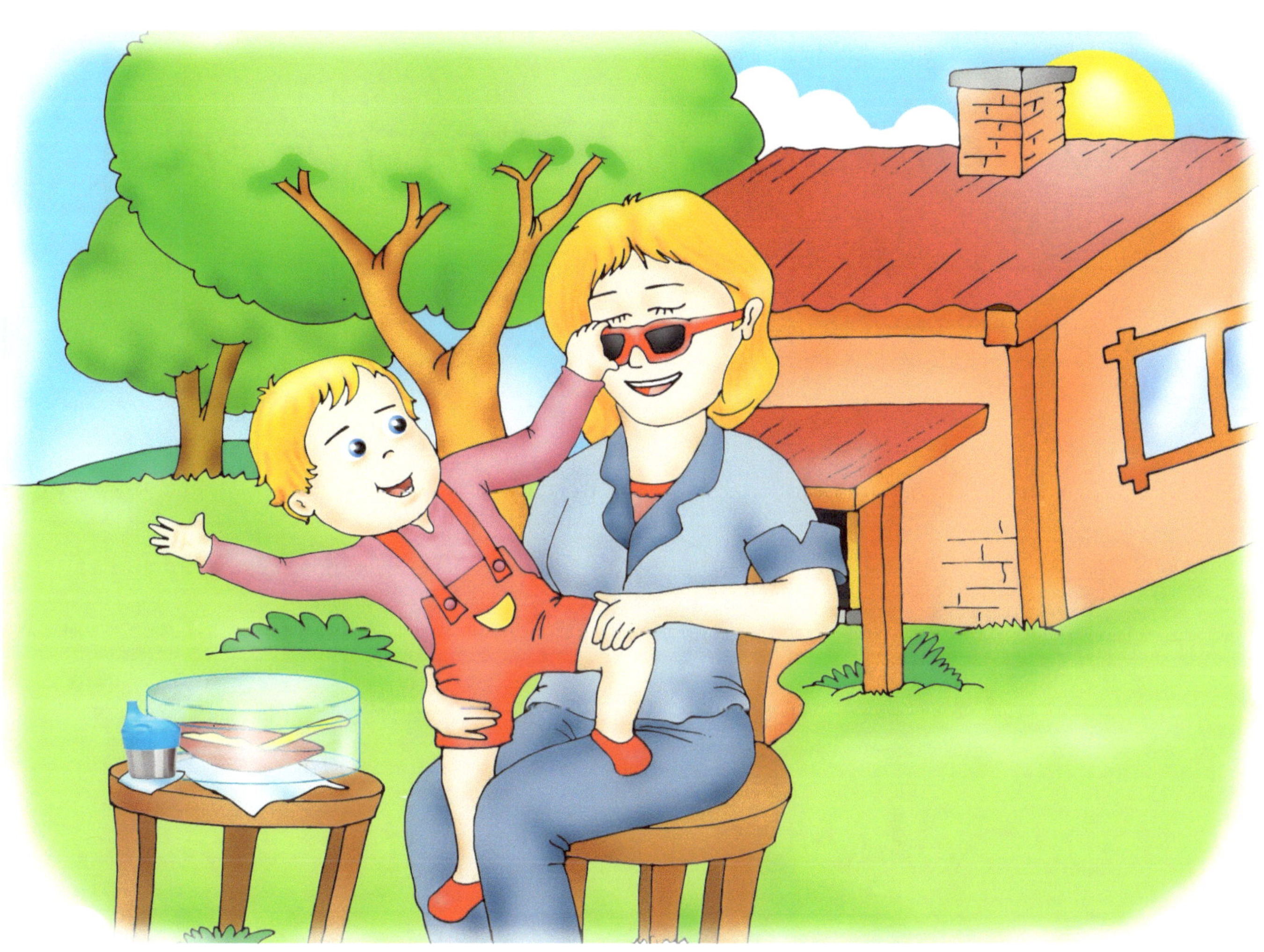

I AM READY TO EAT BREAD.

NOW I CAN SEE MY CREATIVE SELF.

JE SUIS PRÊT À MANGER DU PAIN DE BLÉ.

MAINTENANT, JE PEUX VOIR MON SOI CRÉATIF.

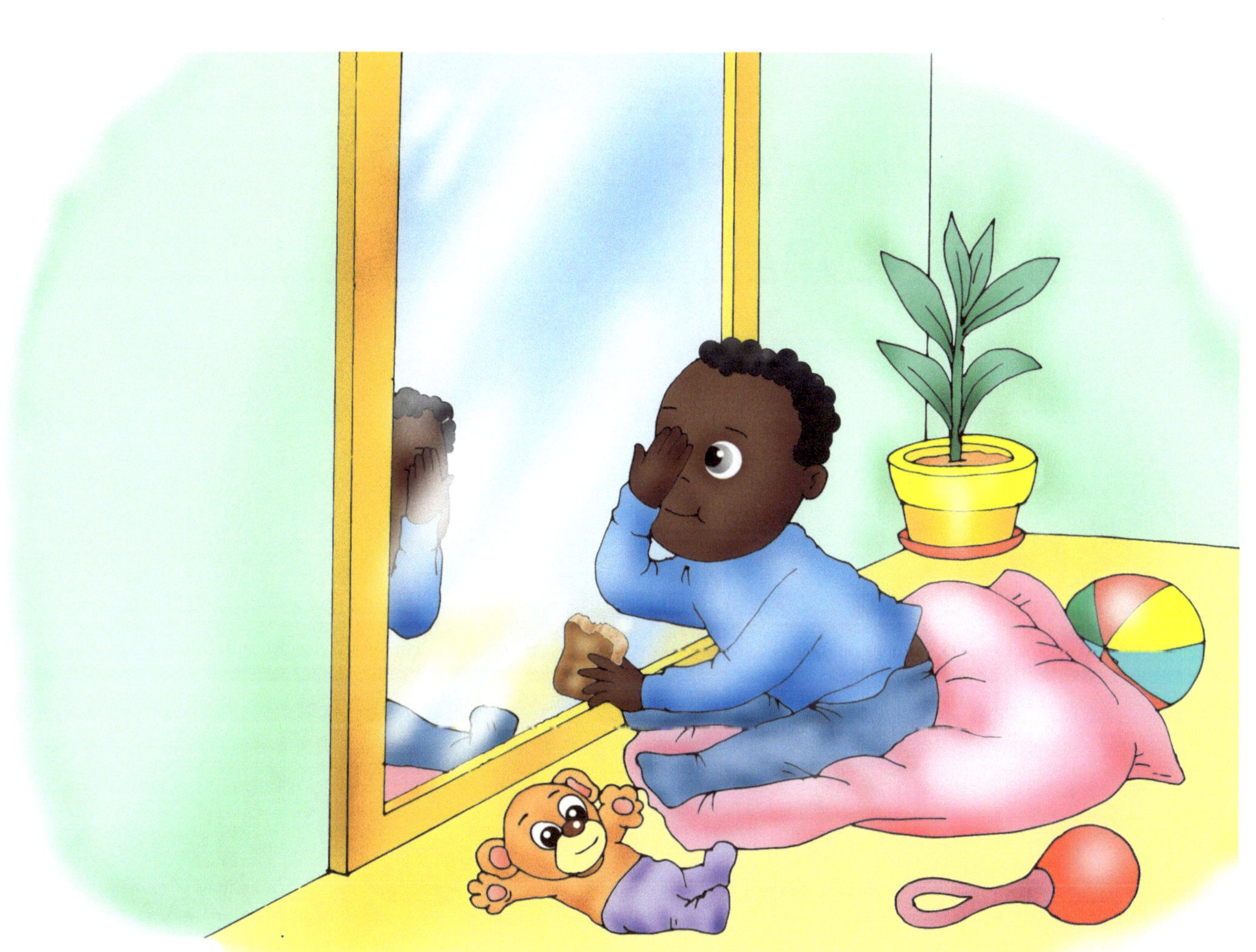

I AM READY TO EAT EGGS.

NOW I CAN HEAR MY DADDY COMING HOME.

JE SUIS PRÊT À MANGER DES ŒUFS.

JE PEUX MAINTENANT ENTENDRE MON PÈRE RENTRER À LA MAISON.

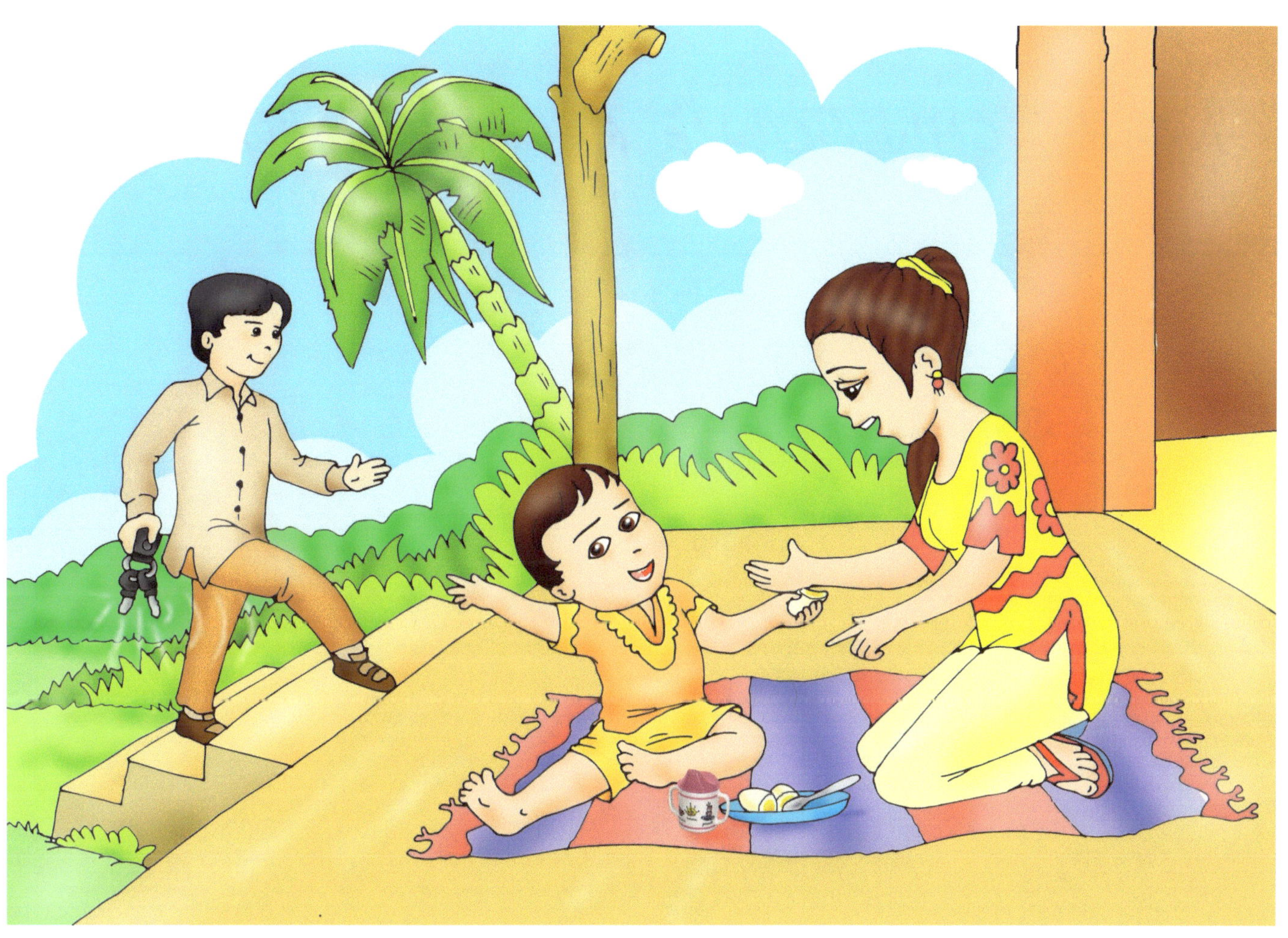

I AM READY TO EAT FISH.

NOW I CAN SOLVE A LABYRINTH.

JE SUIS PRÊT À MANGER DU POISSON.

JE PEUX MAINTENANT RÉSOUDRE UN LABYRINTHE.

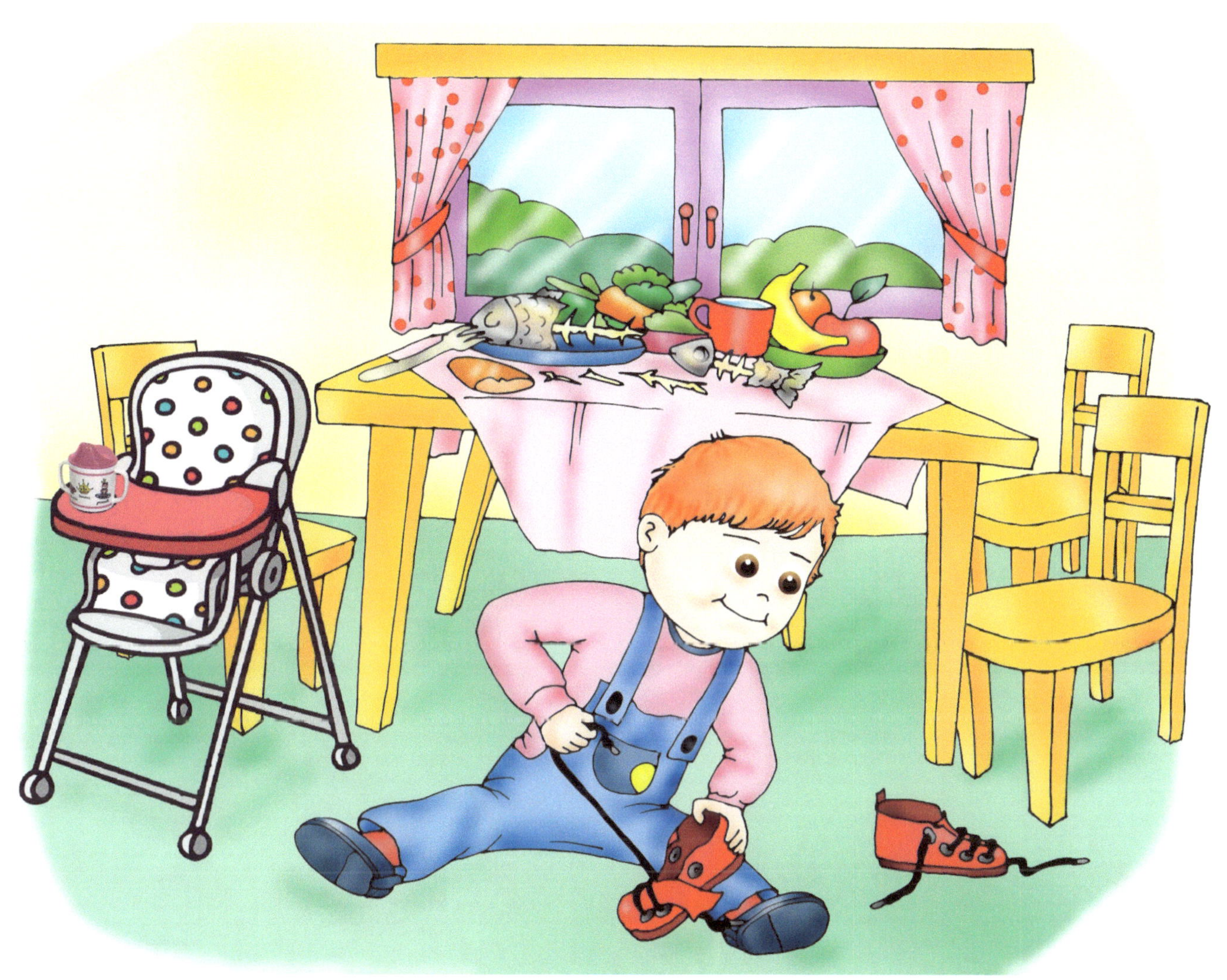

I AM READY TO EAT MY VEGETABLE SOUP.

NOW I CAN WATCH WATER FLYING WITHOUT WINGS.

JE SUIS PRÊT À MANGER DE LA SOUPE DE LÉGUMES.

JE PEUX MAINTENANT VOIR L'EAU S'ENVOLER SANS LES AILES.

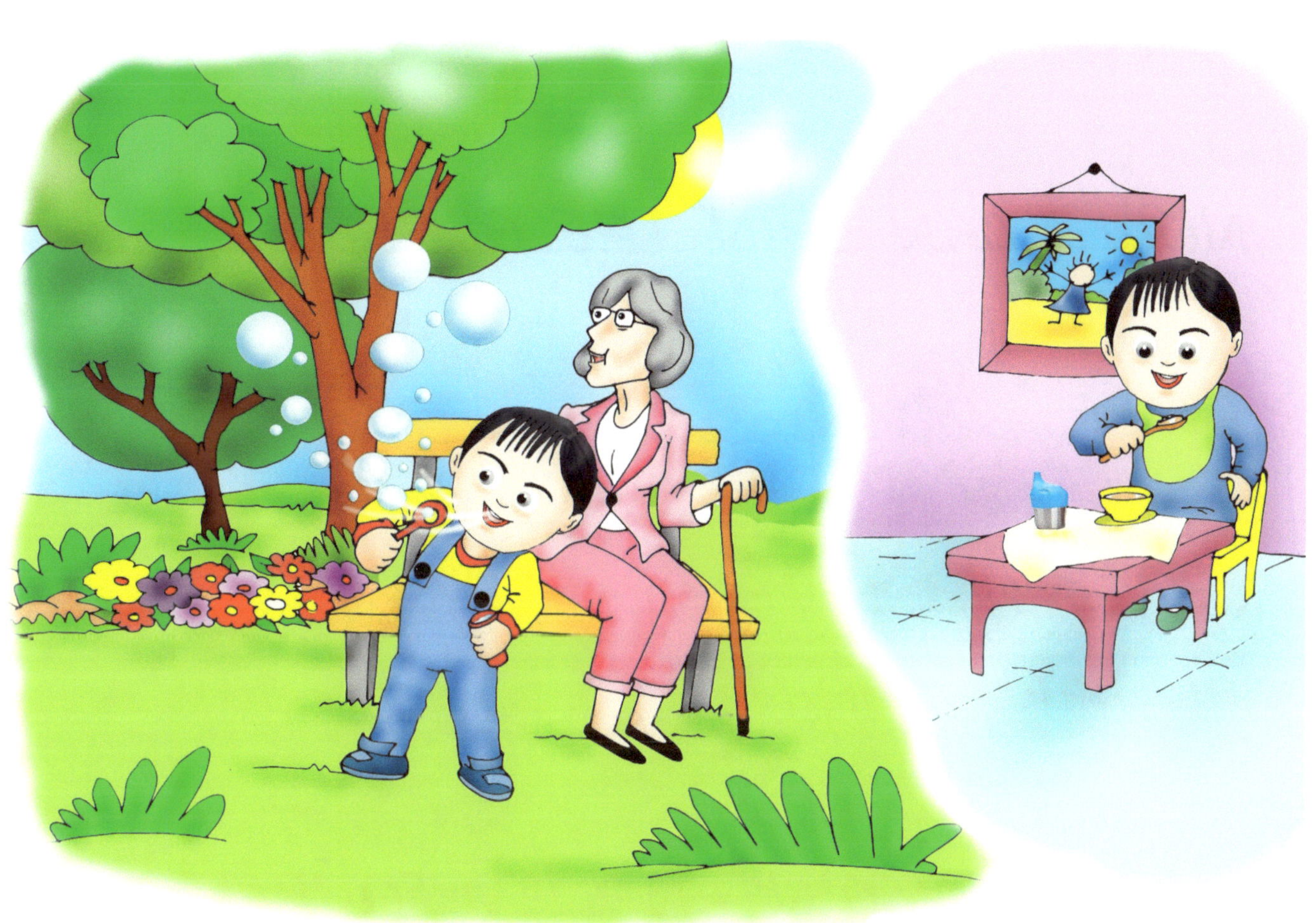

I AM READY TO EAT ALL THE
HEALTHY FRUITS AND VEGETABLES.

NOW I CAN SPIN THE GLOBE.

JE SUIS PRÊT À MANGER TOUS LES
ALIMENTS SAINS.

JE PEUX MAINTENANT TOURNER
LE GLOBE TERRESTRE.

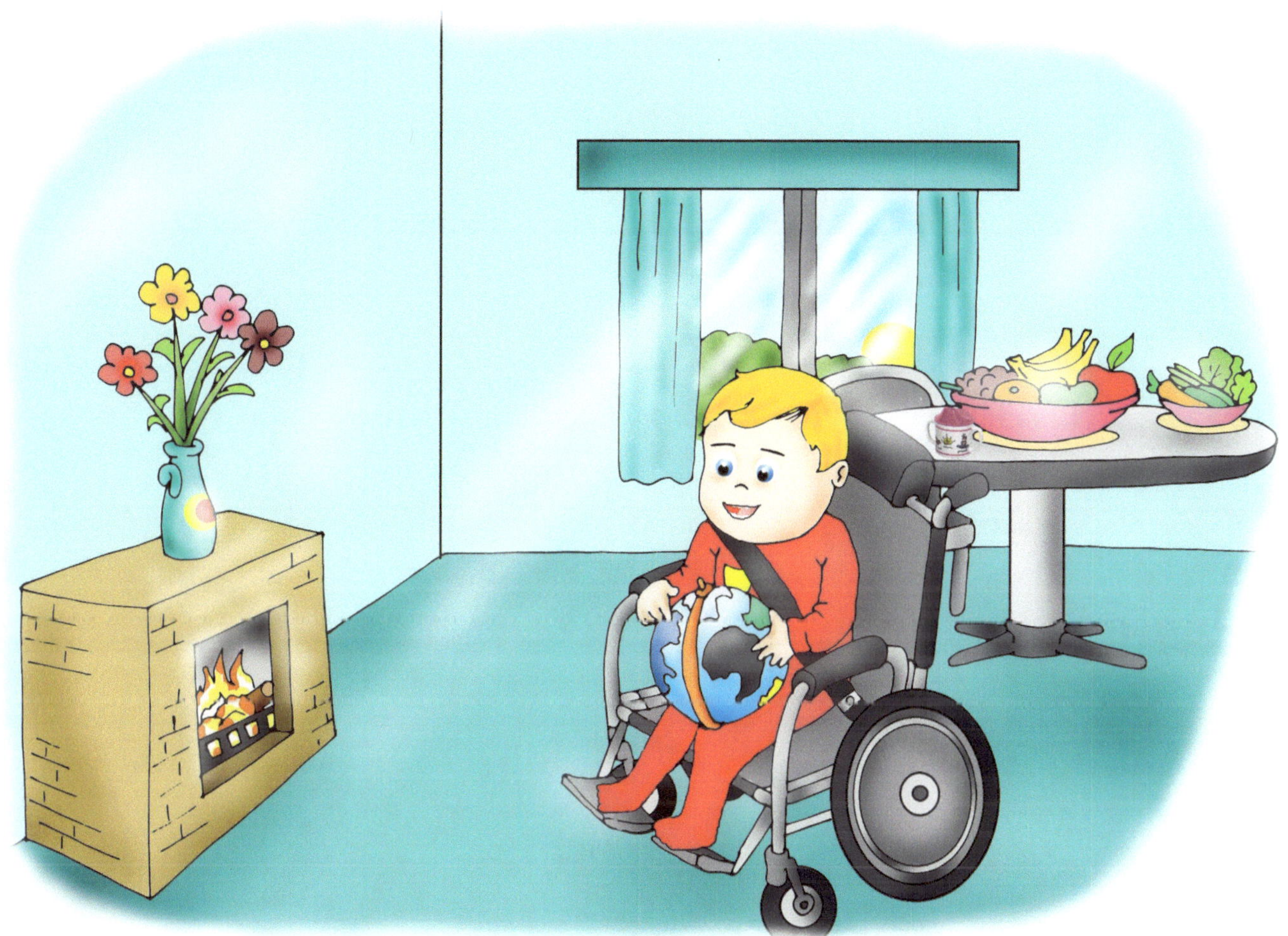